COMMENT DEVIENT-ON LÉPREUX ?

PAR

A. DOYON et P. DIDAY

Note lue à la Société nationale de Médecine de Lyon

PARIS

G. MASSON, ÉDITEUR

LIBRAIRE DE L'ACADÉMIE DE MÉDECINE

Boulevard Saint-Germain, 120, et rue de l'Éperon.

1888

COMMENT DEVIENT-ON LÉPREUX ?

PAR

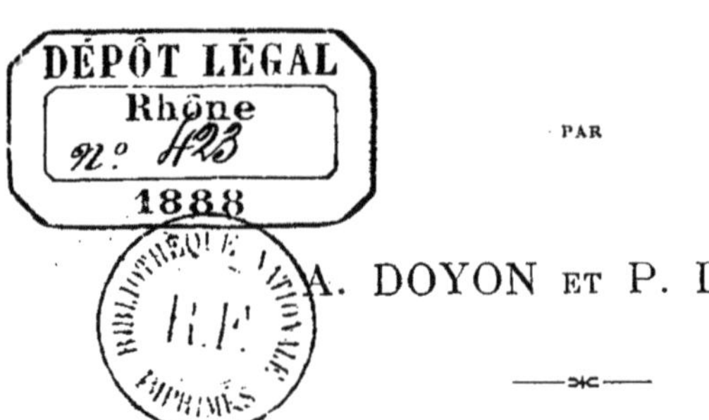

A. DOYON ET P. DIDAY

Note lue à la Société nationale de Médecine de Lyon

PARIS

G. MASSON, ÉDITEUR

LIBRAIRE DE L'ACADÉMIE DE MÉDECINE

Boulevard Saint-Germain, 120, et rue de l'Éperon.

1888

COMMENT DEVIENT-ON LÉPREUX ?

Malgré les différences frappantes qu'offrent entre elles les maladies contagieuses, le fait qui leur est commun, le fait *contagion*, a, pour des médecins, une telle importance, qu'on ne saurait s'étonner de l'avoir vu devenir exclusive. Le mot *virus*, fruit et symbole de cette tendance à n'avoir qu'une seule et même pathogénie pour toutes les affections de cet ordre, a fait à la science beaucoup de mal, et il n'en a pas fait qu'à la science. Citons-en deux exemples :

Un des axiomes de la *virulogie* a été celui-ci : « En quelque quantité qu'ils pénètrent dans l'organisme, les virus opèrent également, produisent un effet d'égale force. » Conséquente avec cette maxime, la science d'alors nia longtemps la contagiosité du sang syphilitique, parce que, inoculé par une piqûre à la lancette, ce sang n'avait rien effectué. Pellizzari l'appliqua *en quantité*, sur une surface de vésicatoire, et le résultat fut positif. — Mais où l'erreur avait de tout autres conséquences, c'est lorsque, en vertu de la proposition ci-dessus, on affirmait qu'une seule pustule vaccinale préservait l'inoculé autant que six ou huit pustules. Des faits authentiques et circonstanciés ont prouvé le préjudice causé par cette illusion doctrinale.

Deuxième exemple : Un pathologiste éminent, initiateur hors ligne, ayant cru constater et enseigner que les accidents secondaires de la syphilis ne sont pas contagieux, l'expliqua en énonçant d'une manière générale cette autre *loi* de virulogie, que « les virus perdent de leur activité à mesure qu'ils se répandent dans l'organisme » (hypothèse qui, soit dit en passant, conduirait, pour celles de ces maladies qui sont mortelles, à déclarer que le jour où leur pouvoir délétère était à minimum est le jour où elles ont tué le malade)! Quant au fait qui avait semblé justifier cette assertion, il était faux; ce qui fut loyalement reconnu même par celui qui y avait longtemps cru. Mais il n'en est pas moins vrai que, sur la foi de ladite théorie d'innombrables dangers ont menacé et fait de trop nombreuses victimes.

Ces exemples ne sont pas des hors-d'œuvres; ils nous avertissent, nous qui, microbiologistes, possédons la vérité en germes, si nous voulons la faire éclore, de considérer chaque cas dans son particulier, de faire peu de *lois*, mais beaucoup de constatations. Car, ou la logique est un guide trompeur, ou devant des maladies si diverses non seulement de forme mais d'évolution, s'il est vrai que toutes ont pour cause un microbe, il faut bien conclure que chacun de ces microbes, outre un pouvoir pathogène spécial, se distingue par des *mœurs* particulières.

Ces *mœurs* veulent être préalablement étudiées, et notamment sous trois rapports : l'origine de chaque microbe ; son habitat soit favori soit exclusif; son pouvoir et ses conditions de transmissibilité. Parmi les traits sans nombre de cet instructif tableau, nous nous bornons à ceux qui peuvent servir à la pathogénie de la lèpre.

Certains microbes, ainsi que l'a magistralement fait ressortir M. E. Besnier, certains microbes ont pour caractère de produire des maladies qui ne se transmettent pas : tels sont, par exemple, l'impaludisme, la pellagre, l'ergotisme. Le terrain qui produit le contagium est là avec ses récoltes disponibles; chacun est exposé à y puiser : mais il faut qu'il y vienne puiser. Loin des lieux d'où le mal leur vint, vous pourrez, — et les hôpitaux d'Afrique et d'Italie n'en offrent que trop d'exemples, — vous pourrez par la réunion en un même lieu de leurs victimes, former des agglomérations de paludéens, de pellagreux ; mais ces agglomérations ne constitueront point ce qu'on appelle des foyers, c'est-à-dire des agents de dissémination du fléau, et surtout des régions telles que, rien qu'en les habitant, on soit exposé à y subir l'atteinte du mal.

Ceci est évident et personne n'y contredit. Mais tout change s'il s'agit de maladies contagieuses. Le bâtiment qui a convoyé des cholériques ; les salles de rubéoleux, de varioleux ; les chambres, les régions mêmes où des tuberculeux, où des typhoïques ont maladié, ont accompli leurs divers actes vitaux, tant morbigènes que physiologiques, deviennent de véritables foyers (disons des dépôts de microbes pathogènes) foyers dans lesquels, même après qu'ils ont été abandonnés par leurs créateurs, il suffit de séjourner pour être exposé à contracter la maladie.

Ceci aussi est évident, et personne non plus n'y contredit.

Mais c'est bien rarement sans les violenter qu'on dichotomise ainsi les choses médicales. Ici, en effet, entre ces deux axiomes, il y a place pour un problème. Certaines maladies contagieuses, éminemment contagieuses, nous le posent résolument. Elles ont beau abonder dans un pays, jamais elles n'en feront un *foyer*, dans le sens médical, c'est-à-dire un lieu où il soit dangereux de vivre. Voyez, à nos portes, une ville qui, jusqu'à ces dernières années, était presque littéralement décimée par la syphilis verrière. Eh bien ! Rive-de-Gier a-t-il jamais passé pour une localité, en soi et par soi, syphiligène ? Le nom de *milieu syphilitique* figure-t-il dans notre langue médicale au même titre que milieu cholérique, milieu tuberculeux, milieu pestilentiel ? Non, parce que, même avant la science, le sens public avait reconnu que le contage cholérique, typhoïque, tuberculeux, étant doués du double pouvoir de se transporter à distance et de pénétrer par des orifices naturels, menacent de toutes parts, à toute minute, malgré toute précaution ; tandis qu'il faut le vouloir, il faut s'y mettre à deux, il y faut prendre peine pour donner accès au contage syphilitique, auquel, d'ailleurs, il est d'autant plus aisé de se soustraire qu'on connaît son siège d'élection et qu'on a pu d'avance s'assurer s'il y existait.

D'une manière générale, la plupart des microbes, quand

ils ont rencontré et envahi l'être qui peut fournir à leur nutrition, jouissent d'un triple moyen pour passer d'individu à
individu. D'abord le premier être peut n'avoir servi que d'entrepôt (contagion médiate). Mais ordinairement le premier
occupé est en même temps le premier pris ; et dans ce cas les
spores produites peuvent, soit sortir librement lorsque la région où elles siègent s'ouvre à l'extérieur (choléra, typhus,
phtisie pulmonaire, muguet), soit (si l'élaboration pathologique qui les met à même de se déplacer opère dans la
trame des organes) produire par absorption, dans l'organisme
des lésions disséminées, contenant une partie de la colonie
microbienne, partie elle-même douée de toute sa faculté de
propagation (syphilis, peste, morve, charbon).

Inversement à cette facilité d'expansion, un grand fait
d'ordre naturel en limite les ravages : c'est ce qui se rattache à la réceptivité. Transitoire ou permanente, héréditaire
ou acquise, partielle ou complète, la résistance de certains
organismes à l'accès de certains microbes est l'un des plus
précieux secours que la nature nous ait fournis, l'une
des plus admirables ressources que le génie de l'homme ait
utilisées pour la défense contre nos invisibles ennemis. Ce
fait est prouvé d'abord péremptoirement par l'obstacle absolu que certaines races animales opposent à tout essai d'introduction de certains virus (la syphilis, la lèpre exclusives à
l'homme) ; par l'immunité des vaccinés, soit artificiellement,
soit héréditairement (des parents à l'enfant et réciproquement) ; par l'immunité d'un certain nombre parmi les enfants d'un même ménage, parmi les produits d'une même
portée, qu'on voit échapper à la tuberculose qui moissonne
leurs frères ; par l'immunité pour certaines variétés dans la
même race animale (moutons algériens réfractaires à l'inoculation charbonneuse). De ces diverses exemptions, quelques-unes n'ont été découvertes que récemment ; plusieurs
sont personnelles, tout à fait idiosyncrasiques, et, par conséquent ne pourraient *à priori* être soupçonnées. Il importe
donc de compter avec leur possibilité ; car dans toute discussion sur la contagiosité, c'est là un argument solide à

l'appui du banal théorème, à chaque instant invoqué, mais qui ne vaut qu'autant qu'il se démontre. « Les faits négatifs ne prouvent rien. »

Un meilleur argument encore nous est fourni par l'étude des modes selon lesquels la contagion peut s'opérer. Mais ici quel océan de possibilités ne nous a pas révélées la bactériologie? En présence de tant de moyens de pénétration dont sont pourvus nos ennemis, de tant de portes qui leur sont ouvertes, que nous leur ouvrons à notre insu, ou qu'ils savent s'ouvrir, qu'osera-t-on bientôt non seulement affirmer mais espérer d'impossible sous ce rapport? Rien que dans le domaine *spécial*, la syphilis par conception, la syphilis par tatouage, par cathétérisme, par crayon, par rasoir, etc., ne sont-elles pas là pour nous rendre circonspects à l'égard de certaines dénégations qu'on dirait plutôt inspirées par le désir de trancher le débat que de l'instruire complètement. Un commis prend un chancre à la langue. Il n'avait rien touché ; il le déclare, il le jure, rien touché de suspect... Et le timbre-poste ! — Une enfant de quatre ans a les symptômes de la blennorrhagie gonococcienne la mieux caractérisée. Ici c'est son âge qui jure pour elle, et plus digne d'être cru... Mais la malheureuse sortait de prendre un bain avec sa mère !

Or, si de telles causes d'erreur subsistent encore en syphiligraphie, si de telles obscurités peuvent nous cacher les migrations d'un contage dont nous connaissons le point de départ, dont la marche est soumise à des règles fixes, dont la pénétration se révèle immédiatement par une lésion caractéristique, quels secrets ne nous gardent pas les maladies dont l'agent transmissif, détaché depuis des mois de son lieu d'origine, non seulement peut se revivifier sous une influence météorologique, mais même tel qu'il fut déposé sur un objet quelconque, peut, s'il y trouve sa porte d'entrée, envahir notre organisme et y prouver, par l'étendue de ses ravages, qu'il avait conservé l'intégralité de sa force vitale. Plus nous avançons et nous perfectionnons dans cette enquête des causes, circonstances, voies et moyens, plus il nous faut reconnaître que nous n'en sommes qu'aux premiers pas, et que la plus haute inconséquence, comme l'imprudence la plus coupable, serait de croire, de dire qu'il ne nous reste rien à voir, alors que nous n'avons encore qu'appris à regarder.

Et ce conseil à la fois de modestie et de persévérance ne reçoit-il pas ici même sa confirmation immédiate, puisque des présentes recherches sur la lèpre vient de jaillir sous nos yeux la preuve désormais palpable d'un théorème pathologique gros de déductions et effrayant d'applications pratiques : c'est que certaines maladies contagieuses *sont transmissibles pendant leur période d'incubation.* Nous y reviendrons tout à l'heure. — Mais utilisons maintenant ces données générales, et voyons quelle lumière elles jettent sur la solution du problème tout pratique que nous nous sommes posé : Comment devient-on lépreux ?

Une circonstance bien digne non seulement d'intérêt mais de sollicitude, assure au présent travail son caractère d'opportunité. La lèpre ne peut plus être regardée comme une curiosité pathologique, comme une rareté exotique, comme une de ces maladies que le médecin de nos pays n'est jamais appelé à observer. Les cas de lèpre sont aujourd'hui, sinon fréquents, du moins incomparablement plus nombreux qu'autrefois. On en rencontre toujours à l'hôpital Saint-Louis, et il n'est pas de dermatologiste qui, à Paris, n'ait l'occasion de voir chaque année plusieurs lépreux. C'est un fait sur lequel M. Ernest Besnier a appelé l'attention de l'Académie de médecine. Calculant d'après sa propre observation, et supposant que ses confrères spécialistes en observent autant que lui, il n'estime pas à moins de 80 le nombre des lépreux que l'on a l'occasion de voir, en une année, à Paris.

C'est néanmoins à ses lieux de naissance qu'il faut toujours se reporter pour bien connaître le fléau dans ses conditions de formation et d'extension. L'un de nous revient d'un voyage fait en Orient dans le but d'étudier, entre autres questions, à l'un de ses foyers d'origine et d'endémicité, la pathologie de la lèpre. Si, dans ce voyage, des documents assez importants ont pu être réunis, notre esprit néanmoins est encore hanté de quelque incertitude sur plus d'un problème. Toutefois, sur le point hygiéniquement et épidémiologiquement le plus essentiel, sur la contagiosité, nos opinions sont fixées.

Elles sont fixées, bien que sur l'un des principaux théâtres où sévit la lèpre l'irrésolution de ceux qui l'observent si assidûment et depuis si longtemps règne encore en souveraine.

Un fait domine aujourd'hui la pathologie de la lèpre, c'est sa nature microbienne. Ainsi que l'a si bien dit M. le professeur Cornil, dans la séance de l'Académie de médecine du 17 avril dernier : « Il est évident que tout ce qui concerne l'étiologie des maladies, au point de vue de la contagiosité, de l'épidémicité, de l'endémicité, etc., etc., doit être aujourd'hui complètement révisé à l'aide des données nouvelles de la bactériologie. »

Or, la biologie des microbes, sous le seul rapport qui intéresse les médecins, c'est-à-dire quant aux conditions de leur genèse, de leur développement, de leur évolution, de leur multiplication, de leur transmission, finalement de leur extinction, n'a pas de meilleur guide, ainsi que, depuis plus de vingt ans, l'un de nous s'attache à le démontrer, que le tableau symptomatologique, pris pour type de certaines maladies contagieuses desquelles l'histoire clinique est faite, telles que syphilis, variole, vaccine. Ainsi, chose curieuse, bien que nous nous proposions d'étudier la pathogénie de la lèpre à la lumière des maladies précitées, la lèpre elle-même, par une réciprocité singulière, nous servira tout à l'heure de flambeau pour éclairer et fixer un cas de pathologie microbienne, d'un de ceux sur lesquels il nous a paru le plus naturel de solliciter et d'espérer l'attention de la Société de médecine de Lyon, où cet important problème fut agité dès son origine. Nous voulons parler, nous parlerons dans un instant de la transmission des virus par voie vaccinale.

En Orient, notamment à Constantinople, on est en général anticontagioniste. Notre distingué confrère, le docteur Zambaco, à l'obligeance duquel l'un de nous a dû de voir l'hôpital des lépreux de Scutari (il est ouvert seulement aux Musulmans), et un certain nombre de lépreux libres, israélites et grecs, place au premier rang des causes de la lèpre, la misère, le froid, l'humidité et les brusques transitions de température, la nourriture (poissons salés, mauvais fromage, nous le citons textuellement, légumes secs préparés toujours avec de la mauvaise huile rance), les émotions morales violentes subites ou prolongées...

Cette étiologie n'est pas nouvelle ; elle est régulièrement invoquée toutes les fois qu'on ignore l'origine positive d'une maladie. Les brusques transitions de température, les refroidissements, sont, suivant la piquante observation d'Hebra, « la boîte de Pandore dont on a tour à tour fait sortir toutes les maladies ».

Donc, quoiqu'il ne nie pas absolument la contagion, le docteur Zambaco, sans engager l'avenir, dit qu'il ne l'a jamais observée. Sans contester la valeur de ce témoignage négatif si judicieusement réservé, rappelons que, pour saisir le fait transmissif, beaucoup d'intelligence et de loyauté ne suffisent pas : une qualité primordiale nous paraît nécessaire. Il faut procéder à cette investigation étant bien convaincu que la maladie ne naît jamais autrement ! Ainsi seulement se vérifie le texte de l'Écriture, jadis si souvent invoqué à l'hôpital du Midi : Cherchez et vous trouverez. Ainsi seulement l'enquêteur, dégagé de toute préoccupation, saura, pourra regarder partout... et quelque autre part encore. Ainsi, de par les faits colligés de cette façon, ont pu être définitivement rayées du cadre nosologique, la variole spontanée, la morve, la rage, ajoutons la blennorrhagie spontanées !

En fait, ces causes générales, banales, dirions-nous plus volontiers, n'existent-elles donc qu'à Constantinople, dans les îles de l'Archipel, etc., et dans les pays à lèpre ? Non, certes, on les rencontre partout, et tel village de notre Europe, tel coin empuanti de nos grandes villes pourrait malheureusement rivaliser, au point de vue de la misère anti-hygiénique avec les plus pauvres quartiers de Stamboul. D'ailleurs, outre les Turcs, n'observe-t-on pas la lèpre surtout chez les Israélites ?

Qui n'a entendu parler ou qui n'a visité le Ghetto de Rome, les quartiers juifs de Prague et d'Amsterdam ? L'un de nous a parcouru plusieurs fois celui de la capitale de la Bohême ; et les taudis humides et malsains de ces derniers sont à coup sûr au moins de niveau avec les pires demeures des Israélites de Constantinople. Et cependant, on n'y a pas, que nous sachions, constaté de cas de lèpre.

Nous pourrions nous étendre à l'infini sur ce sujet et montrer par des comparaisons empruntées aux différents pays que dans tous il serait facile de mettre en évidence les mêmes causes générales ou banales de la soi-disant genèse de la lèpre. Dans un nombre très considérable de localités ces causes principales s'observent, c'est acquis.

Or, pourquoi donc dans les unes la lèpre existe-t-elle, et dans les autres, non ? Il est temps de répondre. C'est que les premières constituent un foyer lépreux, disons d'avance un milieu *léprosé*, et les autres sont un terrain indemne de cette souillure spécifique. Aussi sommes-nous de ceux qui déclarent que la lèpre n'a pas plusieurs origines ; et, à cet égard, nous partageons absolument la manière de voir si catégorique de M. le docteur Ernest Besnier : « La lèpre provient exclusivement *du lépreux*, comme la syphilis provient exclusivement du syphilitique. »

Notre éminent confrère a démontré en effet de la manière la plus évidente que la lèpre dans les pays à lépreux ne tient pas au sol, aux eaux, aux aliments altérés, ou à la misère, mais bien aux lépreux. Toutes les fois qu'on habite dans un pays de lépreux on est exposé à contracter cette maladie, sans même qu'il soit nécessaire de vivre en promiscuité avec eux.

Nous avons eu l'occasion de voir, il y a peu de temps, une personne appartenant à une famille dont les conditions de santé sont excellentes et dans laquelle la lèpre n'a jamais existé, et qui d'ailleurs est originaire d'un pays voisin de la France. Envoyée à Batavia dans une maison d'éducation, de laquelle on éloignait cependant avec le plus grand soin les enfants lépreux, cette personne a contracté la lèpre, la onzième année de son séjour dans cette colonie.

Supprimez les lépreux dans un pays et jamais vous n'y constaterez de nouveaux cas de lèpre. Mais, par contre, qu'on enlève tous les fièvreux de la Bresse, leurs successeurs n'en contracteront pas moins des accès de fièvre. Ici, c'est les étangs qu'il fallait supprimer. Assainissez le pays, et avec le miasme paludéen la fièvre disparaîtra. Ne sait-on pas, — et c'est là un point sur lequel M. E. Besnier a beaucoup insisté, — que l'on voit croître ou décroître la lèpre dans les régions infestées à mesure que l'on abandonne l'isolement ou que l'on y revient.

Le goître endémique ne rentre-t-il pas dans la même catégorie? Tout comme la malaria il tient au pays, probablement à la nature des eaux, avec cette différence cependant que si vous vivez dans de bonnes conditions hygiéniques et diététiques vous avez peu de chance de le contracter. La meilleure preuve qu'on en puisse donner, c'est que, l'hérédité mise à part, on sait que le goître tend à disparaître dans les vallées où il faisait jadis les plus nombreuses victimes. Une hygiène convenable et une alimentation suffisamment réparatrice sont les meilleurs moyens de le combattre et de le faire disparaître.

Mais revenons à la lèpre :

Outre les soi-disant causes ci-dessus, toutes les influences réputées productrices, climatériques, telluriques, météorologiques, etc., restant les mêmes, d'où vient que la lèpre diminue quand on isole les malades, qu'elle augmente quand on les laisse libres? C'est un fait qui a été constaté en Norwège.

La réponse s'impose, et bien que la nature infectieuse, parasitaire d'une maladie n'implique pas nécessairement sa contagiosité, il nous paraît évident que, pour ce cas particulier, la lèpre, on ne peut pas moins faire que de reconnaître la contagiosité.

Le mode de propagation des maladies infectieuses varie

d'une maladie à l'autre. Ainsi que l'a dit M. Cornil : « Une maladie microbienne n'est pas forcément transmissible de l'homme à l'homme par contact. La fièvre typhoïde et la fièvre puerpérale sont certainement produites par des micro-organismes, et cependant elles ne se transmettent pas pour cela aux autres malades d'une salle ou aux personnes qui approchent ceux qui en sont atteints. Beaucoup de conditions sont, en effet, nécessaires pour que cette transmission ait lieu. »

Il est pour certaines maladies infectieuses des conditions spéciales de l'organisme, de prédisposition, de réceptivité que nous ignorons. De plus « certains climats, certaines races, certaines régions présentent une aptitude particulière à la germination de l'agent lépreux, pendant que d'autres semblent plus ou moins réfractaires, ainsi qu'il en est pour un grand nombre de maladies ; mais nulle race, nul individu, nul pays ne comportent d'immunité absolue ». (Ernest Besnier.) Et nous répétons toutes les conditions auxiliaires de renforcement resteront toujours stériles en dehors du porte-contagium, du lépreux qui, seul, par sa présence, peut créer, peut partout créer un foyer lépreux.

Mais, selon M. Leroy de Méricourt, un anti-contagioniste : « Puisque les microbes ne peuvent pas naître spontanément, on doit se demander d'où ils proviennent et s'ils sont contemporains de l'homme. »

A l'Académie de médecine, à cette commode objection, on s'est contenté de la commode réponse : *Felix qui potuit rerum cognoscere causas.* Mais n'y a-t-il pas mieux à dire ? Ne trouve-t-on pas, et dans l'enseignement même des sciences naturelles, matière à une réfutation moins vague ? En effet, à l'instar des races proprement dites, dont on suit, à l'œil nu de l'histoire, les *incrementa*, les phases successives de grandeur et de décadence, nos espèces microbiennes ont de droit leur période de naissance, de développement, puis de déclin, périodes auxquelles correspondent, pour ces micro-organismes, des périodes où successivement ils sont ou impropres ou armés pour l'attaque. L'extinction, voire la diminution des épidémies, est là pour prouver que cette explication n'est pas une simple vue de l'esprit.

L'existence d'un élément transmissible étant démontré, le plus difficile reste à faire pour répondre au titre de ce travail : Comment cet élément s'introduit-il dans l'organisme ?

Pas plus que pour la syphilis, l'inoculation expérimentale, ici, n'est licite : Arning l'a faite une seule fois, chez un condamné à mort. Jusqu'à ce jour les résultats ont été négatifs. On ne peut donc de ce chef créer des documents établissant qu'elle est ou qu'elle n'est pas transmissible à l'homme. Mais, heureusement, ou malheureusment, on possède d'autres preuves permettant d'affirmer que cette transmission n'est pas une pure hypothèse.

Le docteur Hawtrey Benson, de Dublin, a, en 1872, rapporté l'histoire d'un homme qui n'avait jamais quitté l'Irlande et y avait contracté la lèpre, après avoir fait usage du lit et des vêtements de son frère, revenu, lui, des Indes orientales avec la lèpre, maladie à laquelle il avait succombé.

Ce fait est emprunté à l'ouvrage de Kaposi, lequel, naturellement, n'avait pu vérifier les symptômes spéciaux présentés par ce malade.

Si, en ce qui concerne la tuberculose les recherches du professeur Straus ont démontré que le bacille tuberculeux n'existe pas dans le liquide vaccinal, n'oublions pas, ainsi que l'a rappelé M. Ernest Besnier, qu'Arning a constaté directement la présence du bacille d'Hansen dans la matière vaccinale chez les lépreux, — ce qui démontre une fois de plus que le mode de propagation des maladies infectieuses varie suivant les microbes, quelles que soient, du reste, dans l'espèce, les analogies qui rapprochent le bacille de la tuberculose de celui de la lèpre.

La clinique est venue révéler ce que l'expérimentation interdisait de rechercher. Voici, en effet, deux faits d'inoculation lépreuse vaccinale qui ont été publiés dans le *British medical Journal* du 11 juin 1887. Ils ont été mis en pleine lumière par le docteur Ernest Besnier, qui les a reproduits.

in extenso dans le remarquable rapport sur la lèpre qu'il a lu le 11 octobre 1887 à l'Académie de médecine.

OBSERVATION.

Il y a six ou sept ans les parents d'un jeune enfant, de bonne santé apparente, mais atteint d'une affection cutanée assez spéciale, vinrent trouver le docteur Gairdner, professeur de médecine à l'Université de Glascow, et lui remirent une lettre d'un médecin qu'il avait perdu de vue, mais qui se disait avoir été son élève quelque vingt ans auparavant. Le docteur Gairdner demanda l'avis de son collègue le professeur Mc Call Anderson, et tous deux conclurent sans la moindre hésitation que l'enfant était atteint de lèpre au début. Ce qui frappa surtout l'auteur, ce fut que le médecin du pays d'où venait le malade n'eût pas porté le diagnostic d'une manière nette et précise, et n'eût pas averti les parents de la nature de l'affection dont était atteint l'enfant, alors qu'il exerçait dans une île des tropiques où la lèpre est endémique, et qu'il connaissait parfaitement cette maladie. Le père et la mère de l'enfant étaient d'origine écossaise; tous les deux étaient fort bien portants et leurs autres enfants jouissaient également d'une excellente santé. L'enfant resta dans le Royaume-Uni, et le docteur Gairdner le perdit de vue pendant quelque temps.

Il y a trois ans, voulant faire des leçons sur la lèpre, il fit quelques recherches pour retrouver le petit malade. Il était à cette époque avec toute sa famille à Helensburg où il était soigné par les docteurs Reid et Sewell : son état s'était constamment aggravé; il était très faible, couvert d'ulcérations, dans un état physique déplorable. Le docteur Gairdner alla le voir et le trouva arrivé au dernier degré de la maladie, à la mutilation des extrémités, avec plaies cutanées, et probablement lésions viscérales graves. C'est à cette visite qu'il apprit la cause des singulières réticences du docteur X... qui avait soigné l'enfant sous les tropiques. Le père de l'enfant, capitaine de navires et qui faisait des voyages continuels entre l'Écosse et l'île en question, avait fini par faire avouer au docteur X... que s'il n'avait pas plus tôt déclaré que c'était la lèpre, c'était qu'il ne voulait pas compromettre son propre enfant qu'il croyait atteint de la lèpre et par lequel il pensait que l'enfant du capitaine avait été infecté. Le docteur avait en effet vacciné son propre enfant avec du virus pris sur un enfant issu d'une famille de lépreux, chez lequel (mais ceci n'a pas été prouvé d'une manière définitive) la lèpre s'est ensuite déclarée; puis il s'était servi de son propre enfant comme vaccinifère pour vacciner l'enfant du capitaine. La lèpre était, dans la suite, devenue évidente chez ces deux derniers enfants; mais, comme son fils n'avait que des accidents morbides très bénins, il n'hésita pas à faire tout son possible pour cacher chez lui l'existence de cette affection.

Sur ces entrefaites, le docteur X... vint à mourir; et son fils, confié à des tuteurs, fut placé dans une école d'Écosse bien connue du docteur Gairdner. Après bien des hésitations qui lui étaient dictées par le devoir professionnel, (car ni l'enfant du médecin, ni personne dans son entourage, ne soupçonnait qu'il fût atteint de la lèpre, et c'était chose grave que de dévoiler ce secret), il se décida à faire une onquête des plus discrètes et il apprit du médecin de l'établissement que le fils du docteur X. était incontestablement atteint de lèpre.

Ce fait, scientiquement comme pratiquement, porte un quadruple enseignement :

Il prouve d'abord que la lèpre est contagieuse, et contagieuse à l'égal des maladies qui le sont le plus, c'est-à-dire par la simple piqûre d'une lancette.

Il paraît, en second lieu, de nature à établir que la lymphe vaccinale est bien contagifère en elle-même et non pas seulement, ainsi que l'ont avancé quelques syphiligraphes, par le sang que accidentellement la lancette qui y puise y aurait mélangé. Un père qui opère pour son propre fils sait éviter ce danger : il n'emprunte pas à un bouton vaccinal *épuisé*. Il n'y a pas lieu non plus de supposer que ni le fils du médecin, ni le fils du capitaine, son client, aient été les *derniers d'une série* de vaccinés.

Il prouve, en troisième lieu, à un point de vue plus général, que l'agent générateur d'une maladie contagieuse n'a pas intrinsèquement plusieurs degrés de force, de pouvoir nocif. Des agents de cet ordre ont-ils causé sur un sujet une maladie relativement faible? Ils pourront, étant transplantés de ce sujet à un second, produire chez ce dernier une maladie plus forte ; témoin le second vacciné dont la lèpre fut complète, tandis que le premier, celui duquel il la tenait, n'eut qu'une affection à marche beaucoup plus lente et de caractère relativement bénin. Cet exemple est d'autant plus démonstratif que la lèpre, n'ayant point, comme la syphilis, de spécifique, on ne saurait alléguer que le premier enfant, le moins gravement atteint, aurait été redevable de cet avantage à un traitement quelconque.

Quatrièmement, enfin il prouve que les maladies contagieuses constitutionnelles sont transmissibles *durant leur période d'incubation.* Déjà on avait cité comme probants dans le même sens, des faits d'inoculation positive anté-chancreuse, attribués à Puche, Lindwurm, Wallace. Déjà, sur le terrain vaccinal, on connaissait le cas de la jeune Manzone qui, rendue syphilitique par la vaccination, rendit à son tour syphilitiques sept enfants vaccinés avec le contenu de sa pustule vaccinale, recueilli au *dixième* jour du développement chez elle de cette pustule. Mais, comme le fait judicieusement et impartialement remarquer M. Rollet, « ce chancre prématurément développé était peut-être déjà, au dixième jour, éclos derrière la pustule vaccinale ».

Avec une maladie à aussi longue incubation que la lèpre, et qui, d'ailleurs, n'a pas de lésion primitive locale, cette explication très rationnelle, très valable pour la syphilis, n'a plus sa raison d'être ; et le dogme d'une maladie transmissible avant que nul signe ne la décèle, émerge avec toutes ses rigoureuses, toutes ses effroyables conséquences.

En présence de ces observations si précises, il ne reste, ce nous semble, aucun doute sur la contagiosité de la lèpre.

Quant à la contagion dite *conjugale*, si elle est difficile à définir, on ne saurait toutefois nier son existence. Consultez à cet égard l'important ouvrage de M. le professeur Leloir sur la lèpre, et vous y trouverez plusieurs observations établissant d'une manière incontestable que la cohabitation est un des modes de la transmission de la lèpre. Ce n'est pas à dire pour cela que ce fait soit fréquent. Le docteur Zambaco n'en a pas rencontré un seul cas. Un état particulier de l'organisme, des conditions individuelles de réceptivité, conditions que, comme pour beaucoup d'autres maladies, nous ignorons encore complètement, semblent être nécessaires pour que la contagion puisse se produire d'époux à époux ; mais quelques faits suffisent à en démontrer la réalité.

A ce propos, cependant, nous voulons, s'il n'est pas possible aux auteurs de préciser, les avertir du moins que la précision leur fait absolument défaut. La transmission qu'ils appellent *conjugale* n'est point jusqu'ici un mécanisme reconnu en pathogénie. Le mariage ne peut avoir d'autre effet pour favoriser la transmission que de multiplier les occasions par lesquelles un contact intime peut la produire. Il faut donc admettre, et ceci s'impose, que dans ces conditions c'est par le transport et l'implantation accidentelle des spores nosogènes, et non autrement, que l'un des conjoints reçoit de l'autre la maladie.

. Il est vrai que le plus souvent on ne parviendra pas à savoir à quel moment, dans quelle région, par l'apposition de quelle lésion du contagionnant sur quel point accessible du contagionné, la communication s'est effectuée ? Mais réfléchissons combien cette ignorance est conforme à la nature des choses, combien même elle est obligatoire dans une maladie qui n'a pas de lésion primitive indiquant le lieu de pénétration, qui n'a pas d'incubation fixe propre à faire reconnaître l'époque de cette pénétration. Tout ce qu'on a constaté, c'est que « même dans les cas rares où elle envahit le tronc, la lèpre débute constamment par la face et par les extrémités des membres » (Zambacco) ; que, « au Brésil, la localisation première a presque toujours lieu sur des parties découvertes, exposées aux piqûres d'insectes et autres traumatismes » (Lutz). Eh bien ! connaissant la durée d'incubation de la lèpre, réfléchissez donc si l'on peut faire autrement pour la plupart des cas qu'ignorer ou douter ? Et étonnez-vous si, quand vous demandez à un époux musulman : « Aviez-vous, il y a deux ans, une écorchure aux doigts? » il vous répond sans façon par la négative ! — Y a-t-il bien longtemps que nous-mêmes, en Europe, nous sommes édifiés sur l'importance des croûtes des narines, des tournioles, des orgelets, des gerçures labiales, comme point de départ de l'érysipèle ?

Cette version, explication aujourd'hui, vérité de demain, trouve sa confirmation dans le fait de Gairdner, qui, par la contagiosité vaccinale, prouve la contagiosité de la lèpre. Et si l'on nous objectait que, examiné selon la rigueur des principes de certitude, ce fait n'a que la valeur d'une coïncidence, l'objection sera la bienvenue puisqu'elle nous permettra de rappeler aux défenseurs de la contagion dite *conjugale* que, eux non plus, n'arguent que de pures coïncidences, et cela pour soutenir une thèse par devant la physiologie bien autrement invraisemblable que la nôtre.

Un dernier point — et ce n'est pas l'un des moins importants — resterait à étudier, c'est l'hérédité de la lèpre. Nous nous bornerons, dans cette rapide esquisse, à signaler les points les plus saillants. Cette question, du reste, a été traitée par M. E. Besnier, dans son rapport, avec la netteté et la précision qui sont un des caractères distinctifs des œuvres du médecin de l'hôpital Saint-Louis.

Sur 107 cas observés à ce point de vue par M. Leloir, il n'en est que 47 dans lesquels on trouvait des lépreux parmi les ascendants. « Dans le plus grand nombre des cas, nous a dit le docteur Zambaco, la lèpre est acquise. Une fois seulement sur 14 elle est héréditaire. Il s'agit de lèpre néoplasique qui, à Constantinople et dans les îles de l'Archipel, lui a paru de beaucoup la plus fréquente. Parmi les 28 malades actuels de la léproserie de Scutari l'un de nous a en vain cherché un cas de lèpre des nerfs. D'après les recherches de M. E. Besnier cette variété de lèpre serait surtout fréquente chez les hérédo-lépreux (1). Cette notion, bien appliquée, constituerait le meilleur, le plus sûr moyen d'extinction de la lèpre.

Tout comme les autres maladies contagieuses, la lèpre peut se transmettre par conception ou pendant la vie intra-utérine.

La transmission conceptionnelle (disons par la contamination de l'élément spermatique) est-elle une réalité ? On le

____

(1) J'ai vu cette année une petite fille de 6 à 7 ans qui présentait des signes incontestables de lèpre des nerfs, à son début ; le père et la mère et les autres enfants n'avaient rien, mais un frère du père était lépreux.

A. D.

soutient en raison des lésions bacillaires du testicule, qui sont, comme on le sait, très communes. Quoi qu'il en soit, ce mode d'infection doit, pour la lèpre, comme pour la syphilis, rester le plus souvent sans effet apparent, car, dans ces conditions le germe aurait peu de chances de conserver sa vitalité. Dans la lèpre, comme dans la syphilis, la contamination du germe fœtal par le bacille paternel est donc peu probable ; d'ailleurs si le germe conserve sa vitalité, ou si (ce qui revient au même) l'infection ne se fait qu'à un moment où cette vitalité est bien établie, c'est par la voie utéro-placentaire que, comme pour la syphilis, on verra soit survenir la mort avant terme, soit apparaître des accidents spécifiques dans les premiers mois ou dans les premières années de la vie.

L'hérédité lépreuse, ainsi que l'hérédité syphilitique, implique donc, dans tous les cas, l'état lépreux de la mère, que le père fût ou non lépreux.

Chez la femme lépreuse, comme chez la femme devenue syphilitique par voie conceptionnelle, la maladie peut exister à l'état latent, et ces femmes (lépreuses *en puissance*) si elles sont fécondées par des hommes sains, pourront donner naissance à des enfants lépreux. M. le docteur E. Besnier a eu le mérite de préciser ces notions si nettes de l'application à l'étiologie de la lèpre des doctrines courantes sur l'hérédité syphilitique.

La loi de Colles peut donc, dans la lèpre, servir à expliquer l'immunité (c'est-à-dire l'impossibilité de contracter la lèpre par le contact de lésions lépreuses) de bien des femmes de lépreux. M. Besnier dans son rapport (page 58, note) en cite deux faits absolument démonstratifs. Il est donc permis de conclure que si un enfant lépreux a pu contaminer sa mère, c'est que cet enfant n'était pas lépreux par voie d'hérédité, autrement dit que la mère n'était pas léprosée. En un mot, les choses se passeraient exactement de la même manière que dans la syphilis, c'est-à-dire d'abord *syphilisement* de la mère, et par là influence exercée sur l'embryon dont cette cause morbide affecte la viabilité. Toutefois, pour la lèpre, la période de virulence resterait à déterminer.

En résumé, donc, dans la lèpre, ainsi que dans toutes les maladies virulentes, l'hérédité a lieu par la transmission d'un germe spécifique extrinsèque que les générateurs ont eux-mêmes reçu et qui est introduit par voie séminale ou, plus vraisemblablement, par la circulation utéro-placentaire.

On sait aussi que les enfants nés sains de parents lépreux, si on les enlève à leur mère et à leur pays après leur naissance, ne deviennent pas lépreux.

Du reste la lèpre congénitale avec lésions spécifiques n'a pas été observée jusqu'à présent. Tout ce qu'on a constaté, c'est que les enfants de parents lépreux viennent souvent au monde avant terme ; qu'ils sont chétifs, mal développés et succombent en général rapidement après la naissance, c'est là un point sur lequel le docteur Zambaco a beaucoup insisté dans les entretiens que l'un de nous a eu avec lui : *mortalité très grande des enfants issus de lépreux*, tel est le fait usuel.

A ce sujet, un aperçu qui peut avoir son utilité. Quoique affirmant la transmission héréditaire de la lèpre, M. Besnier n'en cite pas un exemple qui lui paraisse, à lui, démontré ; car, vu la tardive apparition des premiers symptômes de la lèpre, on ne peut, dit-il, que difficilement savoir si, dans les cas donnés comme effet de la transmission héréditaire, il ne s'agissait pas de lèpre que l'enfant aurait contractée après la naissance par les contacts avec ses parents ?

Pour les observateurs futurs on pourrait, se guidant sur les analogies avec la syphilis, leur indiquer comme moyen d'éviter cette confusion :

1° De vérifier si de l'union de lépreux ce ne serait pas le *premier né* qui serait le plus souvent lépreux, et en tout cas qui serait le plus sévèrement atteint comparativement aux enfants nés ultérieurement des mêmes parents ?

2° De rechercher si, examinés au bout de quelques années, les enfants nés dans ces conditions n'offriraient pas une proportion de lépreux plus considérable que celle d'enfants nés de parents actuellement sains, mais qui seraient exposés aux mêmes contacts avec des lépreux ?

En résumé on voit, d'après ce qui précède, combien la contagiosité de la lèpre tend de toutes parts à s'imposer et quelles preuves de tout ordre peuvent invoquer les contagionistes quand ils soutiennent ce dogme. On ignore, il est vrai, quelles sont les portes d'entrée et dans quelles conditions le mal peut le plus aisément se propager. Et d'ailleurs, toutes les influences générales, regardées par quelques-uns comme causes productrices, peuvent bien créer des terrains *minoris microbis resistentiæ*, quoique ne pouvant engendrer seules de toutes pièces la lèpre. N'en est-il pas de même du lymphatisme qui constitue le meilleur terrain pour le développement du bacille de la tuberculose ?

Il ressort de l'ensemble de ces documents que la transmissibilité de la lèpre, dans l'état actuel de nos connaissances, doit être considérée comme pouvant tenir : 1° à un séjour plus ou moins prolongé dans un milieu lépreux ; 2° aux contacts habituels, intimes avec lépreux (contacts desquels il est difficile de dire que ceux entre époux n'offrent pas, sous ce rapport, quelque chose de spécial) ; 3° à l'hérédité ; 4° à l'inoculation vaccinale. Pour ne rien omettre, pour faire la part du possible, laissons ouverte la question de transmissibilité par les voies digestives et respiratoires.....

Ajoutons que si la transmission par hérédité est un fait beaucoup plus rare qu'on ne le suppose en général, il est toutefois permis de supposer que les enfants issus de parents lépreux héritent tout au moins d'une prédisposition à la réceptivité de la lèpre ; prédisposition qui, s'ils restent dans un milieu lépreux, les rendra plus aptes que d'autres à contracter le mal, puisqu'elle met en action l'influence de la contagiosité.